家庭中医

应急小手册

张　忠◎编
张建斌◎审

东南大学出版社
SOUTHEAST UNIVERSITY PRESS
·南京·

图书在版编目(CIP)数据

家庭中医应急小手册 / 张忠编. -- 南京 : 东南大学出版社，2024. 8(2024. 10重印). -- ISBN 978-7-5766-1557-9

Ⅰ. R278-62

中国国家版本馆 CIP 数据核字第 2024JX2153 号

家庭中医应急小手册　Jiating Zhongyi Yingji Xiao Shouce

编　　者	张　忠
责任编辑	褚　蔚
责任校对	李成思　**封面设计**　王玥　**责任印制**　周荣虎
出版发行	东南大学出版社
出 版 人	白云飞
社　　址	南京市四牌楼 2 号 (邮编:210096　电话:025－83793330)
经　　销	全国各地新华书店
印　　刷	南京玉河印刷厂
开　　本	880 mm×1230 mm　1/64
印　　张	1.5
字　　数	37 千字
版　　次	2024 年 8 月第 1 版
印　　次	2024 年 10 月第 3 次印刷
书　　号	ISBN　978-7-5766-1557-9
定　　价	12.00 元

当家人或身边人突然出现晕厥、昏迷、休克、抽搐等异常情况，第一时间打完“120”急救电话，我们是不是可以力所能及做些什么？

很多人第一反应是心肺复苏法、海姆立克急救法等西医急救措施，除了这些，自古以来，还有源远流长的中医急救方法。

据记载，扁鹊、华佗、张仲景等名医都非常擅用中药、砭石、针灸等方法治疗急危重症。晋朝葛洪的《肘后备急方》、唐朝孙思邈的《千金要方》《千金翼方》以及后世典籍等所载的急救用方有很多在医界沿用至今。

为帮助大家了解和掌握中医急救科普知识，本书根据生活中较为常见的中风、猝心痛、昏厥、高热等7个危重急症和头痛、口舌溃疡、肩背痛、急性腰扭伤、痛经等24个普通急症，选编了一些安全、简单、易学、实用的家庭中医应急处理方法，以便遇到突发情况能正确及时应对与处理。

本书编写过程中得到了南京中医药大学教授、主任中医师、博士研究生导师，国家中医药管理局澄江针灸学派传承工作室负责人，江苏省针灸临床质控中心主任张建斌老师的指导与支持，以及各位同道师友的鼓励与帮助，在此深表谢意！

由于经验所限，本书的编写难免有不足之处，希望各位专家、老师和读者朋友多提宝贵意见！

目录

MU LU

一

危重急症应急
常用工具与操作方法

（一）三棱针点刺放血

三棱针一般用不锈钢制成，针柄较粗，针身呈三棱形，头端三面有刃，针尖锋利。

操作方法：

1. 点刺前，可在被刺部位或其周围用推、揉、挤、捋等方法使局部充血。

2. 点刺时，用一手固定被刺部位，另一手拇指、食指捏住针柄上中段，中指指腹紧靠针身的侧面，露出针尖 3～5 mm，对准所刺部位快速刺入并迅速出针。进出针时，针体应保持在同一轴线上并且要快。

3. 点刺后可放出适量血液或黏液，也可辅以推挤方法增加出血量或出液量。

若无三棱针，可用 12＃注射器针头或一次性采血针代替。操作方法同三棱针。

（二）艾条悬灸

艾条是以绵纸包裹艾绒制成的圆柱形长条，主要用于艾灸。

操作方法：将艾条一端点然，对准所选穴位，距皮肤约 2～3 cm，使患者局部有温热感而无灼痛为宜，亦可如鸟雀啄食一样上下活动，或左右移动，反复旋转施灸。

（三）指掐穴位

指掐穴位是用拇指重力掐按穴位。

操作方法：每个穴位一般用拇指重力掐按 1～3 分钟，晕厥等患者以其出现疼痛反应并苏醒为度。

二

危重急症应急
常用穴位(部位)与定位示意

1. 百会穴

定位：在前发际正中直上 5 寸。

（折耳，两耳尖向上连线的中点处）

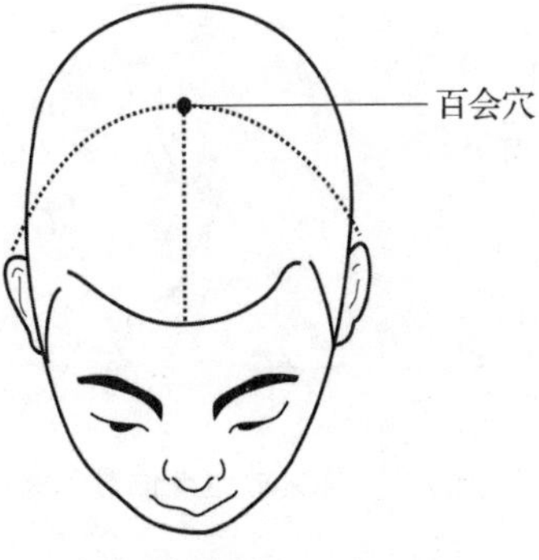

百会穴位置示意

2. 耳尖

定位：在耳廓上方，当折耳向前，耳廓上方的尖端处。

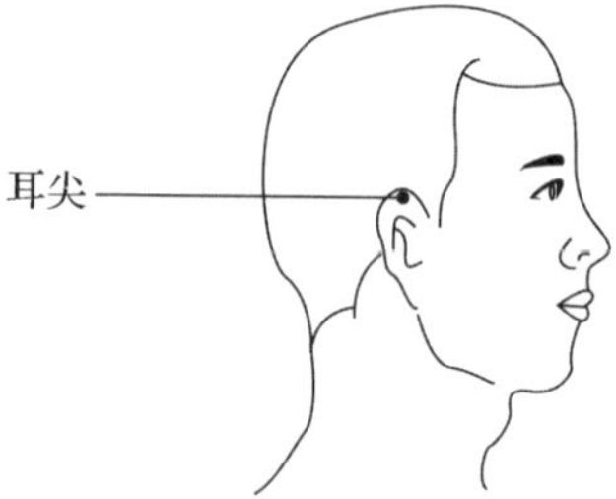

耳尖放血点位置示意

3. 耳垂

定位： 在耳垂前面中点。

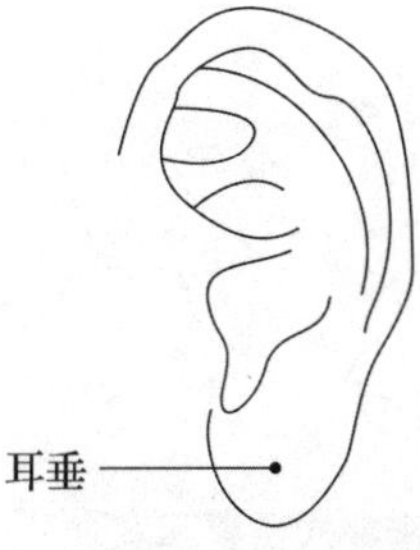

耳垂放血点位置示意

4. 素髎穴

定位：在面部鼻尖的正中央（最高点处）。

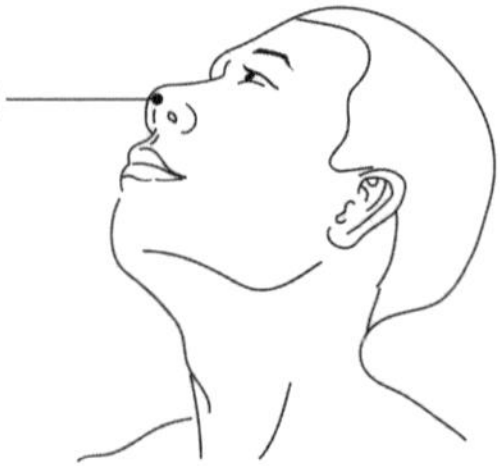

素髎穴位置示意

5. 人中穴(又称水沟穴)

定位：在人中沟的上 1/3 与中 1/3 的交点处（注：用指甲掐压时，注意方向向上斜按）。

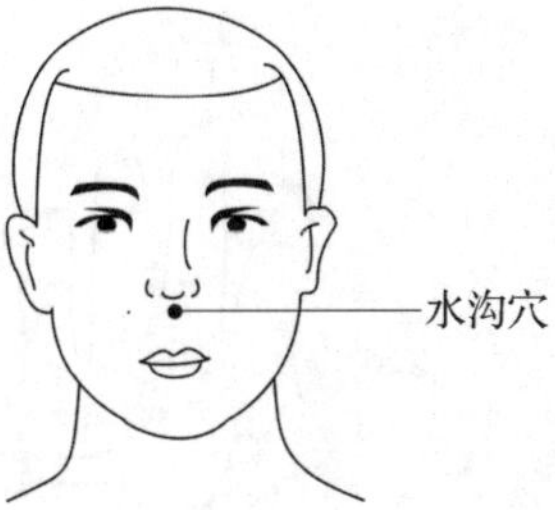

水沟穴位置示意

6. 十宣穴

定位：在手十指尖端，距指甲游离缘 0.1 寸，共 10 穴。

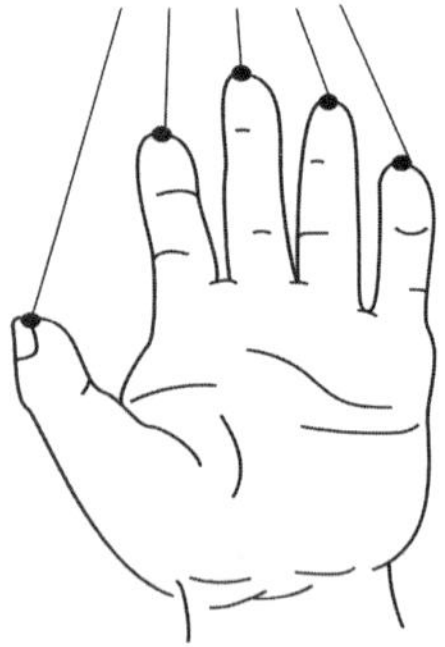

十宣穴位置示意

7. 手十二井穴

手十二井穴，指手太阴肺经少商穴，手厥阴心包经中冲穴，手少阴心经少冲穴，手阳明大肠经商阳穴，手少阳三焦经关冲穴，手太阳小肠经少泽穴。以上六个井穴在手指末端，两侧共十二穴，称手十二井穴。

定位：

少商穴，在拇指末节桡侧，距指甲角 0.1 寸。

商阳穴，在手食指末节桡侧，距指甲角 0.1 寸。

中冲穴，在手中指末节尖端中央。

关冲穴，在第四指末节尺侧，距指甲角 0.1 寸。

少冲穴，在手小指末节桡侧，距指甲角 0.1 寸。

少泽穴，在手小指末节尺侧，距指甲角 0.1 寸。

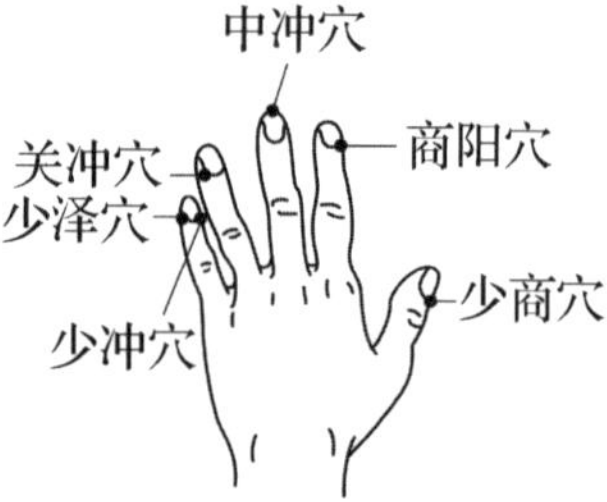

手十二井穴位置示意

8. 后溪穴

定位：在第 5 掌指关节尺侧近端赤白肉际凹陷中。

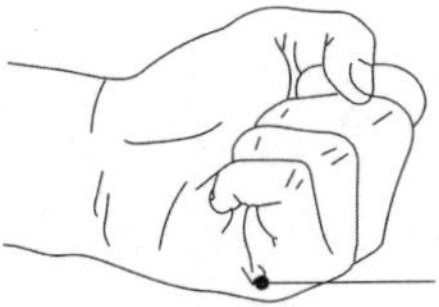

后溪穴位置示意

9. 合谷穴

定位：在第二掌骨桡侧的中点处。

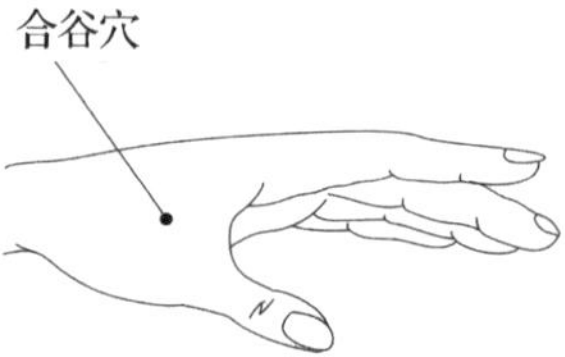

合谷穴位置示意

10. 外关穴

定位：在腕背侧远端横纹上 2 寸，尺骨与桡骨间隙中点。

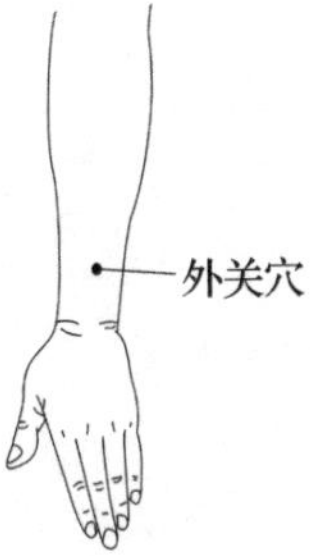

外关穴位置示意

11. 内关穴

定位：在腕掌侧远端横纹上 2 寸，掌长肌腱与桡侧腕屈肌腱之间。

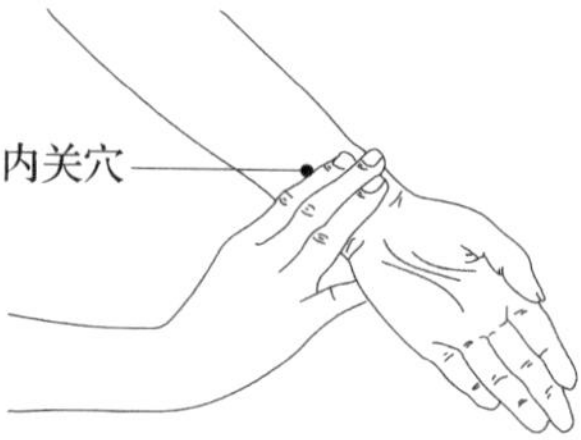

内关穴位置示意

12. 通里穴

定位：在腕掌侧远端横纹上 1 寸，尺侧腕屈肌腱的桡侧缘。

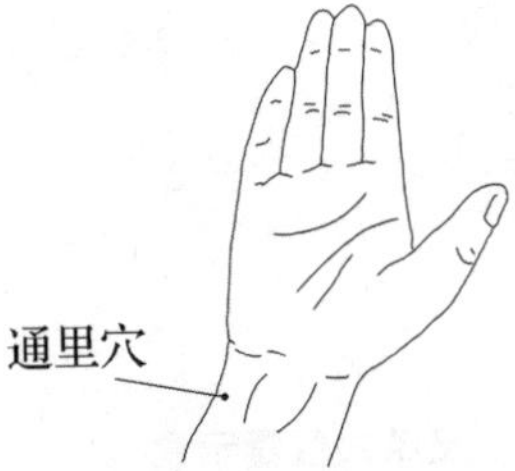

通里穴位置示意

13. 尺泽穴

定位：在肘横纹中，肱二头肌腱桡侧凹陷处。

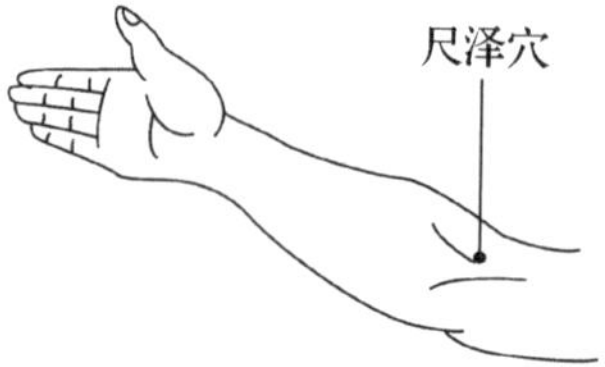

尺泽穴位置示意

14. 曲泽穴

定位：肘横纹上，肱二头肌腱的尺侧缘凹陷中。

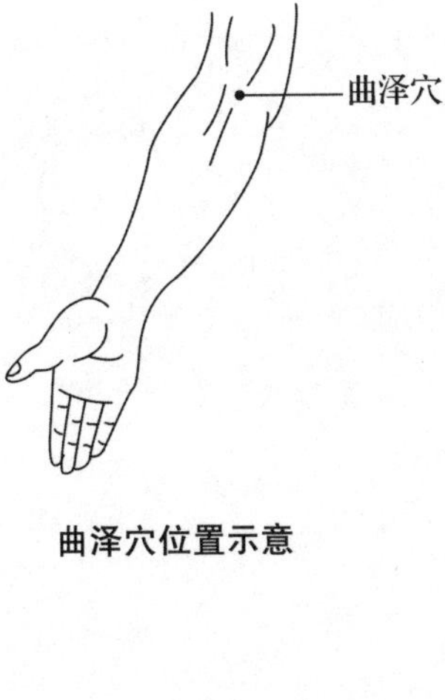

曲泽穴位置示意

15. 腋前大筋

定位：肩前和胸侧连接处。

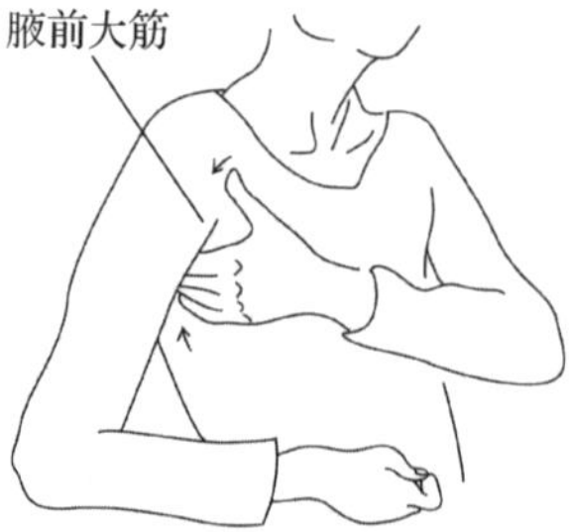

腋前大筋位置示意

16. 极泉穴

定位： 在腋窝中央，腋动脉搏动处。

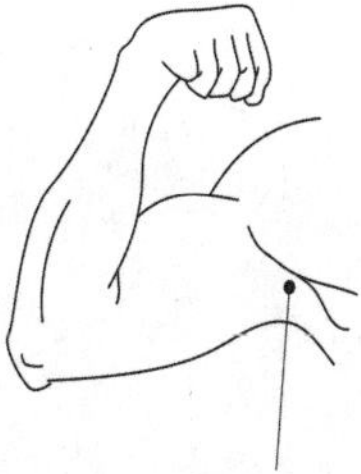

极泉穴位置示意

17. 大椎穴

定位：在第 7 颈椎棘突下凹陷中，后正中线上。

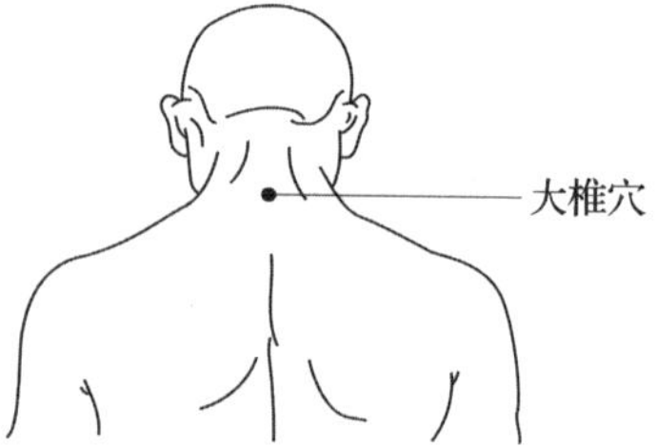

大椎穴位置示意

18. 膻中穴

定位：在胸部，横平第 4 肋间隙，前正中线上（两乳头连线之中点）。

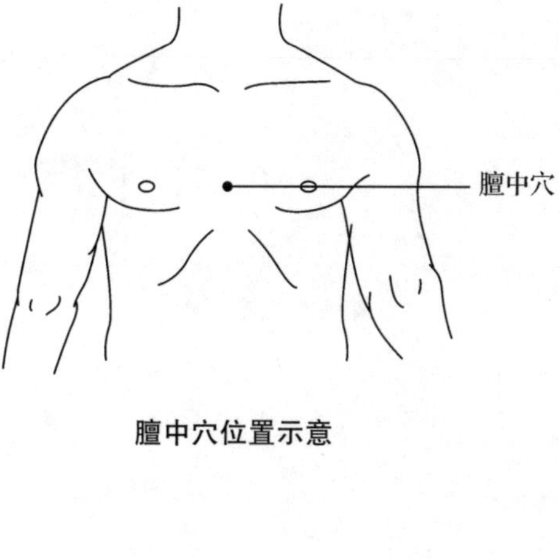

膻中穴位置示意

19. 神阙穴

定位：在脐区，位于脐中央。

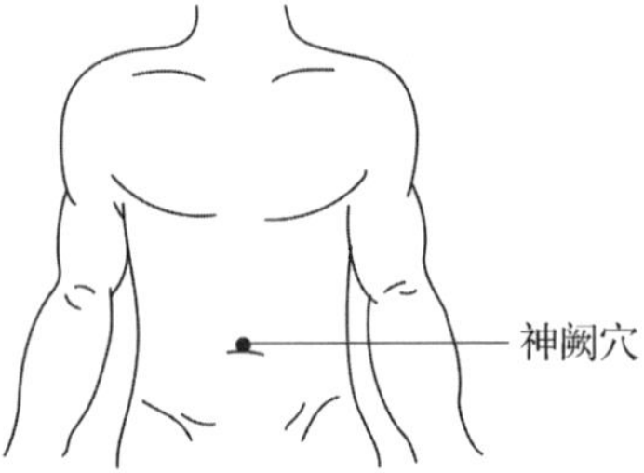

神阙穴位置示意

20. 关元穴

定位：在脐中下 3 寸，前正中线上。

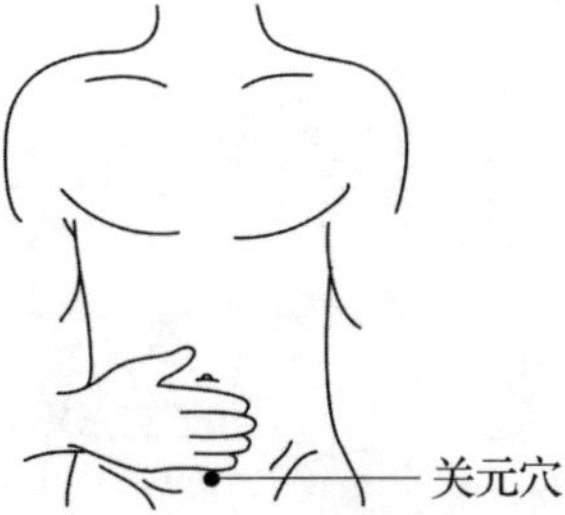

关元穴位置示意

21. 足三里穴

定位：在犊鼻穴下 3 寸，犊鼻穴与解溪穴连线上（胫骨前肌上取穴）。

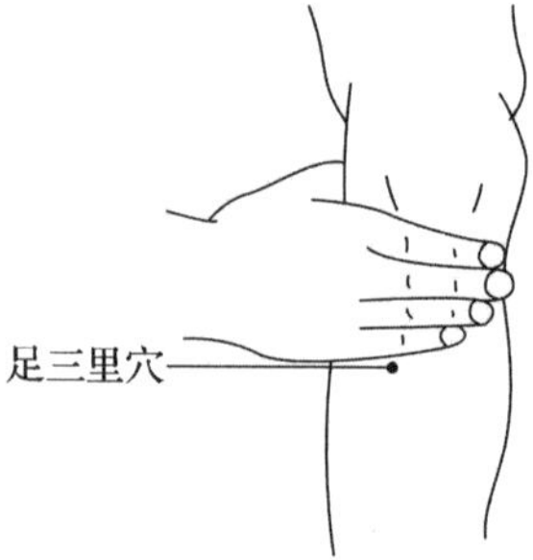

足三里穴位置示意

22. 太冲穴

定位：在第 1、2 跖骨间，跖骨底结合部前方凹陷中，或触及动脉搏动。

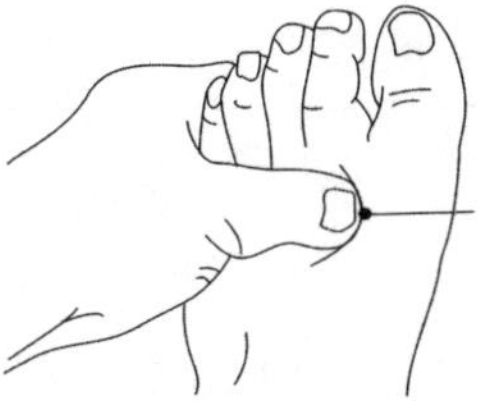

太冲穴位置示意

23. 气端穴

定位：在足十趾尖端，距趾甲游离缘0.1寸，共十穴。

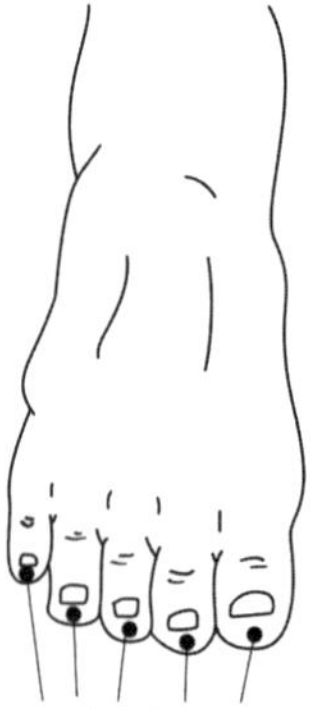

气端穴位置示意

24. 涌泉穴

定位：在屈足卷趾时足心最凹陷中。

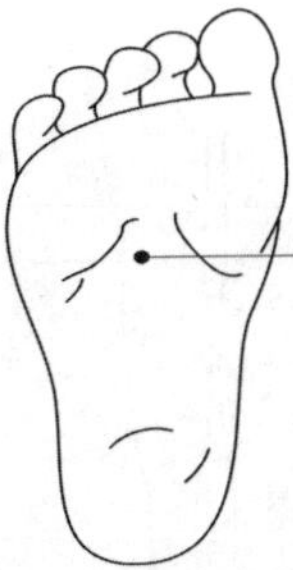

涌泉穴位置示意

25. 委中穴

定位：在膝后区，腘横纹的中点，腘窝正中。

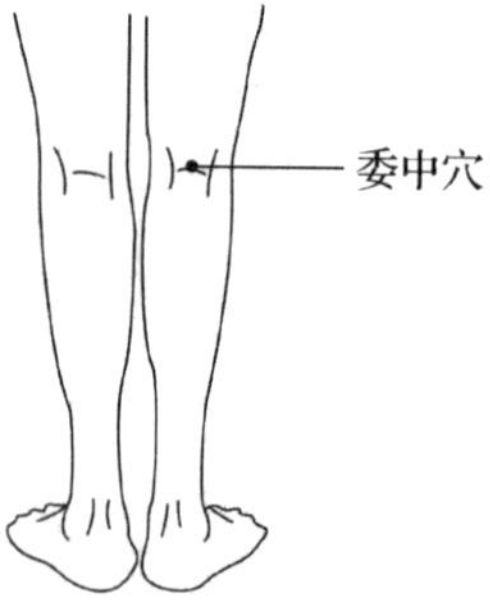

委中穴位置示意

三

常见危重急症应急处理

（一）中风

中风又名卒中，以突然昏仆、不省人事、口角歪斜、言语不利、半身不遂、偏身麻木等为主要症状。轻者可无突然昏仆而仅有口舌歪斜、言语不利、半身不遂等症状。

发现中风患者，请即拨打“120”急救电话，注意不要轻易搬动患者，让患者原地躺平。在医护急救人员赶来之前，可采取如下应急措施：

1. 点刺放血：神昏面赤、呼吸急促、喉中痰鸣、牙关紧闭、口噤不开、肢体强痉、两手握固、二便不通等“闭证”患者，以三棱针或注射针头等在十宣穴（或手十二井穴）、气端穴、百会穴、双侧耳尖点刺放血。口角歪斜者，取双侧耳垂点刺放血。

若见面色苍白、气息微弱、手撒口开、汗出肢冷、二便失禁等“脱证”患者，可参照“脱证”应急处理方法。

2. 指掐穴位：以拇指重力掐压人中穴、内关穴、合谷穴、通里穴、太冲穴、足三里穴、涌泉穴。若见昏迷患者，以患者出现疼痛反应并苏醒为度。

3. 提捏腋前大筋：用拇指和食指、中指、无名指提捏右侧腋前大筋（肩前和胸侧连接处），向前拉放，连续3次。同时密切关注患者面色、表情及呼吸变化。若3次不行，可连续提捏6次或9次。

（二）痉证

痉证，以项背强直、四肢抽搐、口噤不开、角弓反张等为主要症状。

发现痉证患者，请即拨打“120”急救电话。在医护急救人员赶来之前，可采取如下应急措施：

将患者平躺，头侧向一边，解松衣领，保持呼吸道通畅，避免过多搬动，并用软布裹住适当工具如筷子等放在患者齿间，以防咬伤舌体。老年人有义齿者，先除去，以防异物阻塞气道。

1. 点刺放血：以三棱针或注射针头等在十宣穴（或手十二井穴）、百会穴点刺放血。

2. 指掐穴位：以拇指重力掐压人中穴、后溪穴、内关穴、合谷穴、通里穴、太冲穴、足三里穴、涌泉穴。

3. 提捏腋前大筋：用拇指和食指、中指、无名指提捏右侧腋前大筋（肩前和胸侧连接处），向前拉放，连续3次。同时密切关注患者面色、表情及呼吸变化。若3次不行，可连续提捏6次或9次。

发现癫痫（发作时以突然昏仆、不省人事、两目上视、口吐涎沫、全身僵直抽搐、醒后如常为特征）患者，可参照本节办法应急处理。

（三）昏厥

昏厥，以突然昏倒、不省人事、四肢厥冷等为主要症状，常伴有恶心、汗出等症状。轻者昏厥时间短，数秒至数分钟后清醒。重者昏厥时间长，但清醒后无偏瘫、失语、口眼歪斜等后遗症。

发现昏厥患者，请即拨打“120”急救电话。在医护急救人员赶来之前，可采取如下应急措施：

将患者平躺，双足稍抬高，松解衣领及腰带。

1. 点刺放血：以三棱针或注射针头等在十宣穴（或手十二井穴）、气端穴、百会穴、双侧耳尖点刺放血。此法适用于面赤唇紫、口噤息粗、肢痉握拳等“实证”患者。

若见面白唇淡、目陷口张、息微汗出等“虚证”患者，可参照“脱证”应急处理方法。

2. 指掐穴位：以拇指重力掐压人中穴、内关穴、合谷穴、通里穴、太冲穴、足三里穴、涌泉穴，以患者出现疼痛反应并苏醒为度。

3. 提捏腋前大筋：用拇指和食指、中指、无名指提捏右侧腋前大筋（肩前和胸侧连接处），向前拉放，连续 3 次。同时密切关注患者面色、表情及呼吸变化。若 3 次不行，可连续提捏 6 次或 9 次。

（四）脱证

脱证，以突然汗出、目合口开、面色苍白或灰白、语声低弱、二便失禁、四肢逆冷、甚至出现昏迷等为主要症状。

发现脱证患者，请即拨打“120”急救电话。在医护急救人员赶来之前，可采取如下应急措施：

将患者平躺，双足稍抬高，松解衣领及腰带。

1. 指掐穴位：以拇指重力掐压人中穴、素髎穴、内关穴、合谷穴、通里穴、太冲穴、足三里穴、涌泉穴，以患者出现疼痛反应并苏醒为度。

2. 悬灸穴位：点燃艾条，悬灸百会穴、膻中穴、神阙穴、关元穴、足三里穴、涌泉穴，每个穴位艾灸时间不少于10分钟。

3. 提捏腋前大筋：用拇指和食指、中指、无名指提捏右侧腋前大筋（肩前和胸侧连接处），向前拉放，连续3次。同时密切关注患者面色、表情及呼吸变化。若3次不行，可连续提捏6次或9次。

（五）猝心痛

猝心痛，又名卒心痛，以胸骨后或左胸前憋闷、压迫性疼痛，向左肩背或左前臂内侧放射等为主要症状。

猝心痛根据发病特点和严重程度又分为厥心痛和真心痛。厥心痛疼痛程度较轻，持续时间较短，一般在 3～5 分钟内缓解。真心痛疼痛剧烈，伴心悸、汗出、焦虑、肢冷、面色苍白，持续时间较长。

发现猝心痛患者，请即拨打“120”急救电话。在医护急救人员赶来之前，可采取如下应急措施：

1. 弹拨极泉穴：用中指在右侧极泉穴处将肌肉向后推，然后向前拨，如此后、前拨动。

2. 提捏腋前大筋：用拇指和食指、中指、无名指提捏右侧腋前大筋（肩前和胸侧连接处），向前拉放，连续3次。同时密切关注患者面色、表情及呼吸变化。若3次不行，可连续提捏6次或9次。

3. 点刺放血：以三棱针或注射针头等在十宣穴（或手十二井穴）、气端穴、百会穴、双侧耳尖点刺放血。

面色晦暗或苍白、唇甲青紫或淡白、大汗淋漓、气促息微、四肢厥冷等寒邪凝滞、阳气虚衰者，不宜点刺放血。

4. 指掐穴位：以拇指重力掐压人中穴、内关穴、合谷穴、通里穴、太冲穴、足三里穴、涌泉穴，以患者出现疼痛反应并苏醒为度。

发现心肌梗死、心绞痛等患者可参照本节办法应急处理。

（六）高热

高热，以发热为主要症状，体温高达 39 ℃以上并持续不能下降者。

发现高热患者，请即拨打“120”急救电话。在医护急救人员赶来之前，可采取如下应急措施：

1. 点刺放血：以三棱针或注射针头在大椎穴、双侧耳尖、十宣穴（或手十二井穴）、曲泽穴、委中穴、少商穴、商阳穴点刺放血。

2. 指掐穴位：以拇指重力掐压人中穴、合谷穴、外关穴、后溪穴、内关穴。

（七）中暑

中暑，在夏天或高温环境下，出现口渴、头晕、头痛、眼花、胸闷、恶心、呕吐、全身乏力、四肢无力，甚至昏厥、痉挛等症状。

发现中暑患者，请即拨打“120”急救电话。在医护急救人员赶来之前，可采取如下应急措施：

将患者转移到通风良好的阴凉环境，平卧，解开衣服。切记，不要饮冷水。

1. 点刺放血：发热、昏迷者，以三棱针或注射针头等在尺泽穴、委中穴、大椎穴、十宣穴（或手十二井穴）、百会穴点刺放血。

2. 指掐穴位：以拇指重力掐压人中穴、内关穴、合谷穴、通里穴、太冲穴、足三里穴、涌泉穴。

3. 提捏腋前大筋：用拇指和食指、中指、无名指提捏右侧腋前大筋（肩前和胸侧连接处），向前拉放，连续 3 次。同时密切关注患者面色、表情及呼吸变化。若 3 次不行，可连续提捏 6 次或 9 次。

注意事项

1. 当生活中遇到有人突然晕倒、不省人事、牙关紧闭等异常情况，第一时间拨打“120”电话后，首先应根据患者症状区别闭证、脱证（或实证、虚证），然后采取相应措施应急处理。

2. 常见危重急症所列应急处理方法，可根据患者症状严重程度、结合现场条件，选择一种或几种方法同时使用，以患者症状缓解或改善，昏厥等患者以出现疼痛反应并苏醒为度。

3. 点刺放血主要涉及十宣穴（或十二井穴）、百会穴、双侧耳尖、气端穴等，一般首选十宣穴（或十二井穴）。若患者症状未出现缓解或改善，可根据其身体反应继取其他穴位（部位）应急处理。

4. 指掐穴位首选人中穴、内关穴、合谷穴等，每个穴位可用拇指重力掐按 1～3 分钟。

5. 悬灸穴位首选百会穴、神阙穴、关元穴等，一般灸至脉复汗收为止。

6. 上述常见危重急症应急措施建议在专业医师指导下进行。孕妇等特殊人群慎用。

四

常见普通急症应急处理

井穴为人体经络阴阳交接之处，所谓“阴阳之会者，此气之大络也（《灵枢·动输》）”，古人将其视为根、视为本，《黄帝内经》等中医经典均载有井穴的主治与刺法。井穴历来还被作为急救之要穴。

作为澄江针灸学派特色诊疗技术之一的“井穴通络法”，是在传统中医理论指导下，以井穴贴、王不留行籽等贴附物或艾条等为工具刺激体表井穴，开窍醒脑、疏通经络、调和阴阳，以改善人体不适症状的中医外治方法。

该方法无创无痛、简单易学、经济实用，无场地、设施、环境等限制，无一般针刺补泻、得气等要求，既可改善脏腑导致的不适，也可针对头面、躯干、四肢等经脉循行部位的症状调理，十分适合普通家庭自我保健或对症而治。故本节对常见普通症状的应急处理，均采用“井穴通络法”施治措施。孕妇等特殊人群请在专业医师指导下使用。

“井穴通络法”操作时强调交叉施治，即**症状位于身体左侧，取右侧井穴施治；症状位于身体右侧，取左侧井穴施治。若症状在中间或难以区分左右，则任取一侧井穴施治，但不同时在双侧取穴施治。**

为方便操作，根据同名经同气相求原理，一般取位于手部的井穴施治（穴位定位示意图见前第 14 页）。

井穴通络法的操作工具，可以使用揿针、井穴贴、王不留行籽等工具或艾条，也可以指掐或以其他替代方式及工具。

揿针操作是将特制的小型针具固定于腧穴部位皮内或皮下并较长时间留针的一种方法。若使用揿针，请专业人士或在专业人士指导下操作。

井穴贴、王不留行籽等贴附物使用方法：**将井穴贴、王不留行籽等贴附于所选穴位，然后在每个穴位按压或按揉 36 下。按压或按揉**

时力度保持均匀、柔和、深透，以患者略有刺激压力之感为宜。

艾条使用方法参见前第 4 页“艾条悬灸”操作方法。

本节的“常见普通急症”以西医病名命名，部分沿用中医病名，以方便读者理解与检索。

“井穴通络法”基本原理、操作要领及调理应用等可参看《井穴通络——健康触手可及》（张忠、孔文良编著，东南大学出版社 2023 年 8 月出版）。

学习交流井穴通络法，可扫码
关注微信公众号“张三针笔记”

（一）头痛

头痛，若是感受风、寒、湿热等外邪，一般头痛现象比较剧烈，通常表现为跳痛、灼痛、胀痛、重痛；若是内伤所致头痛，多发病缓慢，时发时止。

出现头痛症状，在及时就医的同时可采取如下应急措施：

以井穴贴、王不留行籽等贴附物或以艾灸、指掐等方式刺激相关井穴。

1. 前额、眉棱、鼻根部：商阳穴、少泽穴。

2. 侧头部：关冲穴。

3. 后枕部：少泽穴。

4. 巅顶部：中冲穴、少泽穴。

头痛症状在一侧或一侧相对严重，在对侧手部取穴施治。症状如难以区分左右，则左右任选一侧施治。

施治时，注意观察和引导患者体会患部症状变化，可嘱其微闭双眼，自然、缓慢深呼吸数次。若症状改善不明显，可适当增加操作时间或频次。

（二）眩晕

眩即眼花，晕是头晕，二者常同时并见，统称“眩晕”。轻者闭目可止，重者如坐车船，旋转不定，不能站立，或伴有恶心、呕吐、汗出、面色苍白等症状。

出现眩晕症状，在及时就医的同时可采取如下应急措施：

以井穴贴、王不留行籽等贴附物或以艾灸、指掐等方式刺激中冲穴、商阳穴、少泽穴、关冲穴。

眩晕症状一般难以区分左右，左右手部任选一侧施治。

施治时，注意观察和引导患者体会症状变化，可嘱其微闭双眼，自然、缓慢深呼吸数次。若症状改善不明显，可适当增加操作时间或频次。

（三）急性结膜炎、麦粒肿

急性结膜炎多为感受四时风热之毒而发，以眼红涩痒、肿痛流泪、羞明畏光为主要症状。

出现急性结膜炎症状，在及时就医的同时，可采取如下应急措施：

以井穴贴、王不留行籽等贴附物或以艾灸、指掐等方式刺激商阳穴、少泽穴、关冲穴、中冲穴、少商穴。

不适症状在一侧或一侧相对严重，在对侧手部取穴施治。若症状难以区分左右，左右任选一侧施治。

施治时，注意观察和引导患者体会症状变化，可嘱其微闭双眼，自然、缓慢深呼吸数次。若症状改善不明显，可适当增加操作时间或频次。

麦粒肿是眼睑腺体的急性化脓性炎症，又称为“针眼”“偷针眼”，有内外之分，发生于睫毛、毛囊或周围的为外麦粒肿；发生在睑板腺者，称为内麦粒肿。

出现麦粒肿症状，在及时就医的同时，可参考上述“急性结膜炎”应急措施对症处理。

（四）鼻出血、鼻炎

鼻出血，中医称为“鼻衄”，多为单侧，出血量多少不一。

出现鼻出血症状，在及时就医的同时可采取如下应急措施：

以井穴贴、王不留行籽等贴附物或以艾灸、指掐等方式刺激商阳穴、少商穴、少泽穴、中冲穴。

不适症状在一侧或一侧相对严重，在对侧手部取穴施治。若症状难以区分左右，左右任选一侧施治。

施治时，注意观察和引导患者以轻微吸鼻等方式体会症状变化，可嘱其微闭双眼，自然、缓慢深呼吸数次。若症状改善不明显，可适当增加操作时间或频次。

鼻炎一般表现为鼻流清涕，多兼鼻塞、喷嚏、鼻痒等症状。

出现鼻炎症状，在及时就医的同时可参考上述“鼻出血”应急措施对症处理。

（五）口舌溃疡

口舌溃疡，中医称为“口疮”，精神紧张、郁闷、劳累、辛辣食物等均可引发。

出现口舌溃疡症状，在及时就医的同时可采取如下应急措施：

以井穴贴、王不留行籽等贴附物或以艾灸、指掐等方式刺激少商穴、少冲穴、商阳穴、中冲穴。

口舌溃疡症状一般难以区分左右，左右手部任选一侧施治。

施治时，注意观察和引导患者以轻舔患部等方式体会症状变化，可嘱其微闭双眼，自然、缓慢深呼吸数次。若症状改善不明显，可适当增加操作时间或频次。

（六）牙痛

牙痛是指牙齿因各种原因引起的疼痛，为口腔疾患中常见的症状之一，可见于龋齿、牙髓炎、根尖周炎、牙外伤、牙本质过敏等。

出现牙痛症状，在及时就医的同时可采取如下应急措施：

以井穴贴、王不留行籽等贴附物或以艾灸、指掐等方式刺激商阳穴、少泽穴、关冲穴、中冲穴、少冲穴。

不适症状在一侧或一侧相对严重，在对侧手部取穴施治。若症状难以区分左右，左右任选一侧施治。

施治时，注意观察和引导患者以轻轻叩齿、咬牙等方式体会症状变化，可嘱其微闭双眼，自然、缓慢深呼吸数次。若症状改善不明显，可适当增加操作时间或频次。

（七）急性扁桃体炎，急、慢性咽炎

急性扁桃体炎是腭扁桃体的一种非特异性急性炎症，常伴有一定程度的咽黏膜及咽淋巴组织的急性炎症，易并发扁桃体脓肿。

出现急性扁桃体炎症状，在及时就医的同时可采取如下应急措施：

以井穴贴、王不留行籽等贴附物或以艾灸、指掐等方式刺激少商穴、商阳穴、少冲穴、少泽穴、中冲穴。

不适症状在一侧或一侧相对严重，在对侧手部取穴施治。若症状难以区分左右，左右任选一侧施治。

施治时，注意观察和引导患者以做吞咽动作等方式体会症状变化，可嘱其微闭双眼，自然、缓慢深呼吸数次。若症状改善不明显，可适当增加操作时间或频次。

急、慢性咽炎以咽痛或异物感不适，或喉底有颗粒状突起为主要特征的咽部疾病。

出现急、慢性咽炎症状，在及时就医的同时可参考上述“急性扁桃体炎”应急措施对症处理。

（八）落枕

落枕多由于睡眠时头颈姿势不当、枕头高低不适、颈部外伤、颈肩部感受风寒等原因导致，表现为颈肩部肌肉组织痉挛疼痛、活动受限。

出现落枕症状，在及时就医的同时可采取如下应急措施：

以井穴贴、王不留行籽等贴附物或以艾灸、指掐等方式刺激商阳穴、少泽穴、关冲穴。

不适症状在一侧或一侧相对严重，在对侧手部取穴施治。若症状难以区分左右，左右任选一侧施治。

施治时，注意观察和引导患者以缓慢活动颈项等方式体会症状变化，可嘱其微闭双眼，自然、缓慢深呼吸数次。若症状改善不明显，可适当增加操作时间或频次。

（九）乳腺炎、乳腺不通

乳腺炎是指乳腺的急性化脓性感染，是产褥期的常见病症，最常见于哺乳妇女，尤其是初产妇。

出现乳腺炎痛症状，在及时就医的同时，可采取如下应急措施：

以井穴贴、王不留行籽等贴附物或以艾灸、指掐等方式刺激商阳穴、少商穴、中冲穴、少冲穴。

不适症状在一侧或一侧相对严重，在对侧手部取穴施治。若症状难以区分左右，左右任选一侧施治。

施治时，注意观察和引导患者以轻抚患部等方式体会症状变化，可嘱其微闭双眼，自然、缓慢深呼吸数次。若症状改善不明显，可适当增加操作时间或频次。

乳腺不通是指产后乳汁充盈，但因乳头腺孔堵塞、紧闭不通，乳汁不得下，乳房膨胀，甚至红肿成脓。

出现乳腺不通症状，在及时就医的同时可参考上述“乳腺炎”应急措施对症处理。

（十）岔气

岔气又称急性胸肋痛，生活中时有发生，特别是在剧烈运动时常见，休息后多可自行缓解。

出现岔气症状，在及时就医的同时可采取如下应急措施：

以井穴贴、王不留行籽等贴附物或以艾灸、指掐等方式刺激中冲穴、关冲穴、商阳穴、少商穴、少泽穴。

不适症状在一侧或一侧相对严重，在对侧手部取穴施治。若症状难以区分左右，左右任选一侧施治。

施治时，注意观察和引导患者轻抚患部体会症状变化，可嘱其微闭双眼，自然、缓慢深呼吸数次。若症状改善不明显，可适当增加操作时间或频次。

（十一）胃痛

胃痛一般位于中上腹部，多伴有嗳气、泛酸、腹胀等消化道症状，中医称为“胃脘痛”。

出现胃痛症状，在及时就医的同时可采取如下应急措施：

以井穴贴、王不留行籽等贴附物或以艾灸、指掐等方式刺激商阳穴、少商穴、中冲穴、少泽穴、少冲穴。

不适症状在一侧或一侧相对严重，在对侧手部取穴施治。若症状难以区分左右，左右任选一侧施治。

施治时，注意观察和引导患者体会患部症状变化，可嘱其微闭双眼，自然、缓慢深呼吸数次。若症状改善不明显，可适当增加操作时间或频次。

（十二）呕吐、呃逆

呕吐多由胃失和降、气逆于上二引起，无论外感、内伤、饮食不节，或是其他疾病有损于胃，均可发生呕吐。

出现呕吐症状，在及时就医的同时可采取如下应急措施：

以井穴贴、王不留行籽等贴附物或以艾灸、指掐等方式刺激商阳穴、少商穴、中冲穴、少冲穴、少泽穴。

呕吐症状一般难以区分左右，左右手部任选一侧施治。

施治时，注意观察和引导患者体会患部症状变化，可嘱其微闭双眼，自然、缓慢深呼吸数次。若症状改善不明显，可适当增加操作时间或频次。

呃逆又称为“打嗝”，多为胃中气逆所致。

出现呃逆症状，在及时就医的同时，可参考上述“呕吐”应急措施对症处理。

（十三）积食

积食以小儿居多，偶见于成人，部分患者积食后还会有发热、咳嗽、呕吐、腹泻等症状。

出现积食症状，在及时就医的同时可采取如下应急措施：

以井穴贴、王不留行籽等贴附物或以艾灸、指掐等方式刺激商阳穴、少商穴、中冲穴、少冲穴、少泽穴。

积食症状一般难以区分左右，左右手部任选一侧施治。

施治时，注意观察和引导患者体会症状变化，可嘱其微闭双眼，自然、缓慢深呼吸数次。若症状改善不明显，可适当增加操作时间或频次。

（十四）腹痛、腹泻

腹痛导致原因较多，一般以进食生冷、不洁饮食或受凉所致的急性肠胃炎为多见，表现为腹痛阵阵、吐泻交加。

出现腹痛症状，在及时就医的同时可采取如下应急措施：

以井穴贴、王不留行籽等贴附物或以艾灸、指掐等方式刺激商阳穴、少商穴、中冲穴、少泽穴、少冲穴。

腹痛症状一般难以区分左右，左右手部任选一侧施治。

施治时，注意观察和引导患者轻抚患部体会症状变化，可嘱其微闭双眼，自然、缓慢深呼吸数次。若症状改善不明显，可适当增加操作时间或频次。

腹泻以排便次数增多，粪质稀薄或完谷不化，甚至泻出如水样为特征。

出现腹泻症状，在及时就医的同时可参考上述“腹痛”应急措施对症处理。

（十五）急性阑尾炎

急性阑尾炎多与饮食不节、寒热不适、饱食后暴急奔走等有关。典型的阑尾炎腹痛为始于上腹及脐周走窜不定的隐痛，约 24 小时后转至右下腹天枢穴附近，疼痛转为固定部位的持续钝痛或阵发性绞痛，多伴发热、恶心、呕吐等。

出现急性阑尾炎症状，在及时就医的同时可采取如下应急措施：

以井穴贴、王不留行籽等贴附物或以艾灸、指掐等方式刺激商阳穴、少冲穴、少商穴、中冲穴、关冲穴。

不适症状在一侧或一侧相对严重，在对侧手部取穴施治。若症状难以区分左右，左右任选一侧施治。

施治时，注意观察和引导患者轻抚患部体会症状变化，可嘱其微闭双眼，自然、缓慢深呼吸数次。若症状改善不明显，可适当增加操作时间或频次。

（十六）痛经

痛经多见于中青年女性，轻者尚能忍受，重者疼痛难忍，伴腰部酸痛，甚至面色苍白，冷汗淋漓，四肢厥冷，呕吐腹泻，或肛门坠胀等。

出现痛经症状，在及时就医的同时可采取如下应急措施：

以井穴贴、王不留行籽等贴附物或以艾灸、指掐等方式刺激少冲穴、中冲穴、商阳穴、少商穴。

痛经症状一般难以区分左右，左右手部任选一侧施治。

施治时，注意观察和引导患者体会症状变化，可嘱其微闭双眼，自然、缓慢深呼吸数次。若症状改善不明显，可适当增加操作时间或频次。

（十七）肩周炎

肩周炎又称“五十肩”“漏肩风”，多在50岁左右发病，以肩部疼痛和活动障碍为主要症状。

出现肩周炎症状，在及时就医的同时可采取如下应急措施：

以井穴贴、王不留行籽等贴附物或以艾灸、指掐等方式刺激相关井穴。

1. 肩前外部：商阳穴。

2. 肩外侧部：关冲穴。

3. 肩后部：少泽穴。

4. 肩前近腋部：少商穴、中冲穴。

不适症状在一侧或一侧相对严重，在对侧手部取穴施治。若症状难以区分左右，左右任选一侧施治。

施治时，注意观察和引导患者以缓慢活动肩关节等方式体会症状变化，可嘱其微闭双眼，自然、缓慢深呼吸数次。若症状改善不明显，可适当增加操作时间或频次。

(十八) 肩背痛

肩背痛多由外感风寒、肺气不足、肺气不通、劳力损伤等导致。

出现肩背痛症状，在及时就医的同时可采取如下应急措施：

以井穴贴、王不留行籽等贴附物或以艾灸、指掐等方式刺激少泽穴、商阳穴、少商穴。

不适症状在一侧或一侧相对严重，在对侧手部取穴施治。若症状难以区分左右，则左右任选一侧施治。

施治时，注意观察和引导患者以缓慢活动肩背部等方式体会症状变化，可嘱其微闭双眼，自然、缓慢深呼吸数次。若症状改善不明显，可适当增加操作时间或频次。

（十九）急性腰扭伤

急性腰扭伤多由于姿势不当或过度劳作、运动等，使腰部气血壅滞，患者自感腰部僵硬，疼痛不堪，活动不利。

出现急性腰扭伤症状，在及时就医的同时可采取如下应急措施：

以井穴贴、王不留行籽等贴附物或以艾灸、指掐等方式刺激少泽穴、商阳穴、少商穴、中冲穴、关冲穴。

不适症状在一侧或一侧相对严重，在对侧手部取穴施治。若症状难以区分左右，左右任选一侧施治。

施治时，注意观察和引导患者以轻缓活动腰部等方式体会症状变化，可嘱其微闭双眼，自然、缓慢深呼吸数次。若症状改善不明显，可适当增加操作时间或频次。

（二十）坐骨神经痛

坐骨神经痛属中医“痹证”范畴，多表现为腰部、臀部、大腿后侧、小腿后外侧及足外侧疼痛等症状。

出现坐骨神经痛症状，在及时就医的同时可采取如下应急措施：

以井穴贴、王不留行籽等贴附物或以艾灸、指掐等方式刺激少泽穴、关冲穴、商阳穴、少商穴。

不适症状在一侧或一侧相对严重，在对侧手部取穴施治。若症状难以区分左右，则左右任选一侧施治。

施治时，注意观察和引导患者以轻缓活动或轻抚患部等方式体会症状变化，可嘱其微闭双眼，自然、缓慢深呼吸数次。若症状改善不明显，可适当增加操作时间或频次。

（二十一）网球肘

网球肘通常表现为肱骨外上髁处疼痛、压痛，有时可牵涉及前臂，握拳、屈腕、拧毛巾等动作可使疼痛加重。

出现网球肘症状，在及时就医的同时可采取如下应急措施：

以井穴贴、王不留行籽等贴附物或以艾灸、指掐等方式刺激商阳穴、少商穴、关冲穴、中冲穴。

不适症状在一侧或一侧相对严重，在对侧手部取穴施治。若症状难以区分左右，则左右任选一侧施治。

施治时，注意观察和引导患者以缓慢活动肘关节等方式体会症状变化，可嘱其微闭双眼，自然、缓慢深呼吸数次。若症状改善不明显，可适当增加操作时间或频次。

（二十二）膝关节扭伤

膝关节扭伤是一种外伤性病症，主要表现为膝关节疼痛、肿胀，活动受限。

出现膝关节扭伤症状，在及时就医的同时可采取如下应急措施：

以井穴贴、王不留行籽等贴附物或以艾灸、指掐等方式刺激相关井穴。

1. 外膝眼附近：商阳穴。
2. 内膝眼附近：少商穴。
3. 膝盖外侧：关冲穴。
4. 膝盖内侧：中冲穴。
5. 膝盖内后侧：少冲穴。
6. 膝盖后侧：少泽穴。

不适症状在一侧或一侧相对严重，在对侧手部取穴施治。若症状难以区分左右，左右任选一侧施治。

施治时，注意观察和引导患者以缓慢活动膝关节等方式体会症状变化，可嘱其微闭双眼，自然、缓慢深呼吸数次。若症状改善不明显，可适当增加操作时间或频次。

（二十三）踝关节扭伤

踝关节扭伤多发，在高低不平的路面行走，或下楼、下坡，或跑步、跳跃，由高处落地，突然足底向内或向外翻转，有时容易造成踝关节扭伤。

出现踝关节扭伤症状，在及时就医的同时可采取如下应急措施：

以井穴贴、王不留行籽等贴附物或以艾灸、指掐等方式刺激相关井穴。

1. 外踝下后方：少泽穴。

2. 外踝前下方：关冲穴。

3. 内踝下后方：少冲穴。

4. 内踝前下方：少商穴、中冲穴。

5. 足背踝关节前横纹附近：商阳穴、中冲穴。

不适症状在一侧或一侧相对严重，在对侧手部取穴施治。若症状难以区分左右，左右任选一侧施治。

施治时，注意观察和引导患者以缓慢活动踝关节等方式体会症状变化，可嘱其微闭双眼，自然、缓慢深呼吸数次。若症状改善不明显，可适当增加操作时间或频次。

（二十四）足跟痛

足跟疼痛多因年老或产后体虚，或因扭挫损伤而导致。

出现足跟痛症状，在及时就医的同时可采取如下应急措施：

以井穴贴、王不留行籽等贴附物或以艾灸、指掐等方式刺激少冲穴、少泽穴、关冲穴、商阳穴、少商穴。

不适症状在一侧或一侧相对严重，在对侧手部取穴施治。若症状难以区分左右，左右任选一侧施治。

施治时，注意观察和引导患者以轻缓活动患部等方式体会症状变化，可嘱其微闭双眼，自然、缓慢深呼吸数次。若症状改善不明显，可适当增加操作时间或频次。

参考书目

［1］张忠，孔文良．井穴通络——健康触手可及［M］．南京．东南大学出版社，2023.

［2］张忠，张建斌．承淡安角针原穴法［M］．北京．中国中医药出版社，2022.

［3］孙成力．中医急救实用手册［M］．北京．人民军医出版社，2017.

［4］杨真海，刘力红．黄帝内针［M］．北京．中国中医药出版社，2016.

［5］庞国明，张胜强，刘增省．中医急症急救指南［M］．北京．中国医药科技出版社，2019.

［6］吴兆黎．中医简效急救［M］．北京．科学技术文献出版社，2021.

［7］陈泽林，高靓．刺络放血疗法［M］．北京．中国医药科技出版社，2018.

［8］高树中，冀来喜．针灸治疗学［M］．北京．中国中医药出版社，2021.

［9］梁繁荣，王华．针灸学［M］．北京．中国中医药出版社，2016.